La vie à chaque souffle

Votre guide complet pour comprendre et éviter la pneumonie, l'asthme, le cancer du poumon, la grippe, les douleurs thoraciques et l'embolie pulmonaire

Dr Claudia Robinson

Droits d'auteur @2024

Tous droits réservés. Aucune partie de cette publication ne peut être reproduite, distribuée ou transmise sous quelque forme ou par quelque moyen que ce soit, y compris la photocopie, l'enregistrement ou d'autres méthodes électroniques ou mécaniques, sans l'autorisation écrite préalable de l'éditeur, sauf dans le cas de brèves citations incorporées dans des critiques critiques et dans certaines autres utilisations non commerciales autorisées par la loi sur le droit d'auteur.

Le contenu de ce livre est uniquement destiné à des fins d'information générale et ne constitue pas un avis médical. Son objectif est de soutenir et d'éduquer les lecteurs qui souhaitent en savoir plus sur les troubles pulmonaires et sur la manière de les gérer. Il est conseillé aux lecteurs de demander conseil à des professionnels de la santé agréés pour un diagnostic, un traitement et une gestion personnalisés des maladies pulmonaires.

L'auteur ou l'éditeur ne soutient ni ne préconise aucun traitement, bien ou service médical particulier ; toutes les références à ceux-ci sont faites à titre informatif uniquement. Avant de prendre une décision médicale, les lecteurs sont invités à faire leurs propres recherches et à parler avec des professionnels de la santé.

Table of Contents

Droits d'auteur @2024 1

Chapitre un 6

Introduction 6

Chapitre deux 9

Maladies pulmonaires courantes 9

    Asthme 9

    Symptômes 10

    Quand consulter un médecin 11

    Causes de l'asthme 13

    Déclencheurs de l'asthme 13

    Facteurs de risque 14

    Complications 15

    Maladie pulmonaire obstructive chronique (MPOC) 17

    Symptômes 18

    Quand consulter un médecin 19

    Causes 19

    Comment vos poumons sont affectés 20

    Causes de l'obstruction des voies respiratoires 21

    Facteurs de risque 23

Complications 24

Cancer du poumon 25

Symptômes 25

Quand consulter un médecin 26

Causes du cancer du poumon 26

Comment le cancer du poumon est causé par le tabagisme
.... 27

Types de cancer du poumon 28

Facteurs de risque 28

Complications 29

Pneumonie 31

Symptômes 31

Quand consulter un médecin 33

Causes 33

1. Pneumonie communautaire 34

2. Pneumonie nosocomiale 35

3. Pneumonie nosocomiale 36

4. Pneumonie par aspiration 36

Facteurs de risque 37

Complications 37

Embolie pulmonaire 38

Symptômes 38

Quand consulter un médecin 40

Causes 40

Facteurs de risque 41

Complications 42

Tuberculose 44

Symptômes 44

Quand consulter un médecin 47

Causes 47

Tuberculose pharmacorésistante 49

Facteurs de risque 49

Grippe(GRIPPE) 50

Symptômes 51

Quand consulter un médecin 53

Causes 54

Facteurs de risque 55

Complications 57

Chapitre trois **59**

Prévention des maladies pulmonaires **59**

Prévention de l'asthme.. 59
Prévention de la BPCO 62
Prévention du cancer du poumon................................ 63
Prévention de la pneumonie 66
Prévention de l'embolie pulmonaire 67
Prévention en voyage 69
Prévention de la tuberculose 70
Prévenir la propagation des maladies 70
Vaccinations 72
Prévention de la grippe (GRIP) 72
Contrôler la propagation de l'infection 74

Chapitre quatre 76
Garder vos poumons en bonne santé 76
La fin 82

Chapitre un

Introduction

Que vous soyez l'aidant d'une personne malade, que vous souffriez vous-même d'une maladie pulmonaire ou que vous soyez simplement curieux d'acquérir plus de connaissances sur la santé pulmonaire, ce livre peut être bénéfique. Une maladie pulmonaire est définie comme toute affection qui affecte les poumons et interfère avec leur fonction normale. N'importe qui, à tout moment, peut tomber malade d'une maladie pulmonaire. Le même soutien et le même respect doivent être accordés aux hommes, aux femmes, aux enfants, aux fumeurs, aux anciens fumeurs et aux non-fumeurs.

Les poumons, l'organe respiratoire principal et le plus complexe, se dilatent et se contractent des centaines de fois par jour pour échanger du dioxyde de carbone et de l'oxygène. Nous devons prendre soin de nos poumons car ils sont un organe vital pour la respiration. Les maladies pulmonaires comptent parmi les principales causes de décès dans le monde, car les poumons sont vulnérables à un large éventail d'infections et d'anomalies.

Les maladies pulmonaires comptent parmi les affections médicales les plus courantes au monde. Aux États-Unis seulement, des dizaines de millions de personnes souffrent de maladies pulmonaires. Trois causes principales contribuent aux problèmes pulmonaires : les infections, le tabagisme et l'hérédité.

Vos poumons se dilatent et se contractent des centaines de fois par jour pour absorber l'oxygène et expulser le dioxyde de carbone dans le cadre d'un mécanisme complexe. Une maladie pulmonaire pourrait résulter de n'importe quel problème avec n'importe quelle partie de ce système.

Les troubles pulmonaires sont classés en trois groupes principaux :

1. **Maladies des voies respiratoires :** De nombreuses maladies affectent les tubes, ou voies respiratoires, qui transportent des gaz autres que l'oxygène vers et hors des poumons. Habituellement, ils provoquent une contraction ou une obstruction des voies respiratoires. Les maladies des voies respiratoires comprennent l'asthme, la bronchiolite, la bronchectasie et la maladie pulmonaire obstructive chronique (MPOC), qui est la principale affection qui touche les personnes atteintes de mucoviscidose. Les patients souffrant de troubles respiratoires caractérisent souvent leurs symptômes comme « une tentative d'expiration avec une paille ».

2. **Maladies du tissu pulmonaire**: De nombreuses maladies affectent l'intégrité structurelle du tissu pulmonaire. L'inflammation ou la cicatrisation des tissus limite la capacité des poumons à se développer pleinement en cas de maladie pulmonaire restrictive. Ainsi, il est difficile pour les poumons d'expirer le dioxyde de carbone et d'absorber l'oxygène. De nombreuses personnes atteintes de ce type de maladie pulmonaire décrivent leurs symptômes comme « le port d'un pull ou d'un gilet trop serré ». En conséquence, ils sont incapables de respirer profondément. Les maladies du tissu pulmonaire comprennent la fibrose pulmonaire et la sarcoïdose.
3. **Maladies de la circulation pulmonaire**: Ces maladies affectent les vaisseaux sanguins des poumons. Elles sont causées par une coagulation, des cicatrices ou une inflammation des vaisseaux sanguins. Ils affectent la capacité des poumons à absorber l'oxygène et à libérer du dioxyde de carbone. La capacité du cœur à fonctionner correctement peut être affectée par certains troubles. L'hypertension pulmonaire est une condition qui altère la circulation pulmonaire. Les personnes atteintes de ces affections souffrent souvent d'une dyspnée sévère lorsqu'elles s'exercent.

Chapitre deux

Maladies pulmonaires courantes

Sous le titre général de « maladie pulmonaire », sont incluses les affections affectant les poumons, les tissus pulmonaires et la circulation pulmonaire ; certaines de ces conditions peuvent provoquer une insuffisance respiratoire. Ces maladies comprennent la tuberculose, la grippe, la pneumonie, l'embolie pulmonaire et l'asthme.

Asthme

Vos voies respiratoires se contractent, se dilatent et peuvent créer davantage de mucus si vous souffrez d'asthme. Les problèmes respiratoires peuvent se manifester par une respiration sifflante à l'expiration, une dyspnée et une toux. Pour d'autres personnes, l'asthme n'est qu'un léger inconvénient. Pour d'autres, il pourrait s'agir d'un problème grave qui complique la vie et augmente le risque de crise d'asthme mortelle.

Bien qu'il n'existe aucun traitement contre l'asthme, ses symptômes peuvent être contrôlés. Étant donné que l'asthme varie souvent avec le temps, il est important que vous et votre médecin surveilliez vos symptômes et ajustiez votre plan de traitement si nécessaire.

Symptômes

Les symptômes de l'asthme diffèrent d'un individu à l'autre. Certaines personnes peuvent ne présenter des symptômes que de temps en temps, par exemple lors d'une crise d'asthme, tandis que d'autres peuvent avoir des problèmes tout le temps.

Les symptômes et indicateurs de l'asthme comprennent :

- Manque de souffle
- Une oppression thoracique ou une respiration sifflante douloureuse pendant l'expiration, qui est souvent le signe d'épisodes d'asthme infantile ou de détresse respiratoire, comme un rhume ou un syndrome grippal, une toux, une respiration sifflante ou une dyspnée qui vous empêche de vous endormir.

Les indicateurs énumérés ci-dessous indiquent que votre asthme s'aggrave très probablement :

- Les débitmètres de pointe, un appareil qui évalue la fonction pulmonaire, montrent que la respiration devient plus difficile, ce qui est l'un des signes et symptômes gênants et les plus courants de l'asthme.
- La nécessité d'utiliser fréquemment un inhalateur à soulagement rapide

Dans certaines circonstances, certaines personnes présentent des poussées de symptômes et de signes avant-coureurs d'asthme.

- L'asthme induit par l'exercice peut s'aggraver dans l'air froid et sec.
- asthme provoqué par des allergies et des contaminants aéroportés tels que des spores de moisissures, du pollen, des excréments de blattes, des squames d'animaux (salive sèche sécrétée par les animaux de compagnie) ou des fragments de peau. asthme provoqué par une exposition sur le lieu de travail à la poussière, aux fumées, aux produits chimiques ou à d'autres irritants.

Quand consulter un médecin

Les épisodes d'asthme peuvent être extrêmement mortels. Consultez votre médecin pour déterminer si vous devez consulter un médecin immédiatement et que faire si vos symptômes s'aggravent. Les symptômes d'une crise d'asthme comprennent :

- respiration sifflante ou dyspnée qui s'aggrave rapidement

- Pas même avec un inhalateur pour fournir un soulagement immédiat des problèmes respiratoires lors d'une activité légère.
- Si vous souffrez de symptômes asthmatiques supplémentaires, comme une toux chronique ou une respiration sifflante continue qui dure plus de quelques jours, consultez votre médecin. Un traitement rapide de l'asthme prévient l'aggravation de la maladie et diminue avec le temps les lésions pulmonaires.
- Les patients asthmatiques doivent travailler avec leur médecin pour contrôler leurs symptômes. Des soins de longue durée adéquats préviennent les épisodes d'asthme potentiellement mortels en plus d'améliorer la qualité de vie quotidienne.
- Consultez votre médecin dès que possible si vos symptômes ne semblent pas s'améliorer après avoir pris des médicaments ou si vous devez utiliser votre inhalateur à soulagement rapide plus fréquemment.
- Ne dépassez jamais la dose conseillée de médicament sans en parler au préalable à votre médecin. Une utilisation excessive de médicaments contre l'asthme peut aggraver votre asthme et entraîner des effets secondaires involontaires.

- Au fil du temps, l'asthme évolue généralement. Prenez rendez-vous pour des contrôles de routine avec votre médecin afin de pouvoir expliquer vos symptômes et discuter des ajustements thérapeutiques nécessaires.

Causes de l'asthme

La cause exacte de l'asthme est encore inconnue ; cependant, il s'agit très probablement du résultat d'une confluence de variables héréditaires et environnementales.

Déclencheurs de l'asthme

Les symptômes et les indications de l'asthme peuvent être provoqués par l'exposition à des allergènes et à d'autres irritants. Les déclencheurs de l'asthme diffèrent d'une personne à l'autre et peuvent inclure :

- Les acariens, les spores de moisissures, le pollen, les poils d'animaux et les excréments de blattes sont des exemples d'allergènes aéroportés.
- conditions respiratoires, comme le rhume moyen
- Faites de l'exercice dans l'air froid
- Fumée, ainsi que d'autres irritants et polluants atmosphériques

- Les anti-inflammatoires non stéroïdiens (AINS) comprennent l'aspirine, les bêtabloquants et l'ibuprofène et le naproxène sodique (Advil, Motrin IB et autres marques) (Aleve)
- Peur et émotions fortes
- Il y a des sulfites et des conservateurs supplémentaires dans plusieurs repas et boissons, comme les crevettes, les fruits secs, les pommes de terre transformées, la bière et le vin.
- La maladie de reflux (RGO) est le terme désignant la maladie dans laquelle l'acide gastrique s'échappe et atteint la gorge.

Facteurs de risque

On sait que de nombreuses variables augmentent votre risque de développer de l'asthme. Ceux-ci inclus:
- avoir un père ou un frère asthmatique dans votre famille biologique
- Vous souffrez d'une autre réaction allergique, telle que le rhume des foins, qui provoque un écoulement nasal, une congestion et des démangeaisons oculaires, ou une dermatite atopique, qui provoque une peau rouge et des démangeaisons.

- Avoir un indice de masse corporelle élevé, fumer et être proche de la fumée secondaire
- exposition à des polluants ou à d'autres sources de contamination par le biais d'émissions de gaz d'échappement exposition à des produits chimiques utilisés comme déclencheurs professionnels dans l'industrie, l'agriculture et les salons de coiffure

Complications

Les complications liées à l'asthme sont les suivantes :
- symptômes qui interfèrent avec le travail, le sommeil ou l'exécution d'autres tâches jours manqués du travail ou de l'école à la suite de crises d'asthme
- la respiration est entravée par une constriction persistante du tube bronchique, qui est un tube qui transporte l'air vers et depuis vos poumons.
- crises d'asthme graves nécessitant des séjours à l'hôpital et des visites aux urgences
- effets secondaires de plusieurs médicaments utilisés au fil du temps pour traiter l'asthme sévère
- Un facteur majeur de prévention à court et à long terme

- les complications de l'asthme nécessitent des soins appropriés.

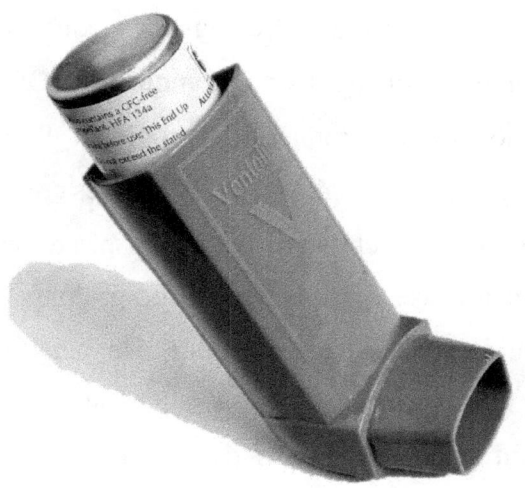

Maladie pulmonaire obstructive chronique (MPOC)

Un débit d'air pulmonaire limité est une conséquence de la maladie pulmonaire obstructive chronique (MPOC), une maladie pulmonaire inflammatoire chronique. Parmi les symptômes figurent une respiration sifflante, des crachats de mucus (expectorations) et des difficultés respiratoires. Elle est généralement causée par une exposition prolongée à des substances ou à des particules irritantes, le plus souvent provenant de la fumée de cigarette. Les personnes atteintes de BPCO sont plus susceptibles de souffrir de maladies cardiaques, de cancer du poumon et de diverses autres affections.

Les deux principales maladies à l'origine de la BPCO sont la bronchite chronique et l'emphysème. Ces deux affections sont généralement présentes simultanément chez les personnes atteintes de BPCO, mais leur gravité varie.

Lorsqu'une personne souffre de bronchite chronique, la muqueuse des bronches, qui transportent l'air vers et depuis les alvéoles des poumons, devient irritée. Ses caractéristiques distinctives comprennent une toux quotidienne et un écoulement d'expectorations (mucus).

L'emphysème est une maladie qui se développe lorsque la fumée de nicotine et d'autres substances et particules irritantes endommagent les alvéoles des poumons, qui sont de minuscules voies respiratoires situées à l'extrémité des poumons appelées bronchioles.

Même si la BPCO est une maladie évolutive qui s'aggrave avec le temps, elle peut être soignée. Avec le bon traitement, la majorité des patients atteints de BPCO peuvent obtenir un bon contrôle des symptômes, une qualité de vie élevée et un risque réduit de contracter d'autres affections associées.

Symptômes

Les signes et symptômes de la BPCO mettent généralement plus de temps à se manifester, surtout si l'exposition au tabac persiste, et ils n'apparaissent souvent qu'après des lésions pulmonaires considérables.

Vous trouverez ci-dessous quelques symptômes et indicateurs de la MPOC :

- problèmes respiratoires, en particulier lors des déplacements
- infections des voies respiratoires avec mucus clair, blanc, jaune ou verdâtre, respiration sifflante, pression dans la poitrine ou toux persistante pouvant produire des crachats

- manque d'énergie perte de poids accidentelle (dans les dernières phases)
- gonflement des chevilles, des pieds ou des jambes
- Une exacerbation est une période de plusieurs jours ou plus pendant laquelle une personne atteinte de BPCO présente des symptômes plus graves qu'ils ne le sont habituellement au quotidien.

Quand consulter un médecin

Consultez votre médecin si vos symptômes ne s'améliorent pas ou s'aggravent pendant le traitement, ou si vous développez de la fièvre ou des modifications dans vos crachats qui pourraient indiquer une infection.

Consultez immédiatement un médecin si vous présentez l'un des symptômes suivants : rythme cardiaque rapide, dyspnée, étourdissements, difficultés de concentration ou bleuissement notable des lèvres ou du lit des ongles (cyanose).

Causes

La principale cause de BPCO dans les pays développés est le tabagisme. Le risque de souffrir de BPCO augmente si la personne réside dans un pays en développement où la ventilation est inadéquate et si elle est exposée à la pollution due aux combustibles provenant de la cuisson et du chauffage.

Seule une petite partie des fumeurs de longue date développent une BPCO cliniquement visible, malgré le fait que de nombreux fumeurs ayant de longs antécédents de tabagisme peuvent avoir une fonction pulmonaire réduite. Les problèmes pulmonaires sont moins fréquents chez certains fumeurs. Si une évaluation plus approfondie n'est pas effectuée, ils pourraient recevoir un mauvais diagnostic de BPCO.

Comment vos poumons sont affectés

L'air pénètre dans vos poumons par deux grands tubes appelés trachée, également appelée trachée (bronches). Les principaux tubes de vos poumons se divisent en plusieurs tubes plus petits appelés bronchioles. Ces bronchioles finissent par se regrouper pour former des alvéoles, qui sont des amas de sacs aériens microscopiques ressemblant à des branches d'arbre.

À l'intérieur des parois incroyablement fines des sacs aériens, ou capillaires, se trouvent de nombreux vaisseaux sanguins microscopiques. Ces artères sanguines permettent à l'oxygène de l'air ambiant de pénétrer dans votre corps lorsque vous inspirez. En même temps, les déchets du métabolisme, le dioxyde de carbone, sont expirés.

Vos poumons dépendent de la flexibilité des sacs aériens et des bronches pour éliminer l'air de votre corps. Avec la BPCO, ils deviennent moins élastiques et se dilatent excessivement, ce qui fait qu'une partie de l'air que vous expirez se loge dans vos poumons.

Causes de l'obstruction des voies respiratoires

Voici quelques causes de blocage des voies respiratoires :

- **Fumée de cigarette et autres irritants :** Pour la plupart des patients atteints de BPCO, le tabagisme à long terme est la principale cause de détérioration pulmonaire. Étant donné que tous les fumeurs ne développent pas une BPCO, d'autres variables, comme la susceptibilité génétique à la maladie, pourraient également jouer un rôle. D'autres irritants qui peuvent exacerber la BPCO comprennent la pollution de l'air, la fumée secondaire, la fumée de pipe, la fumée de cigare et l'exposition à la poussière, à la fumée ou aux émanations pendant le travail.
- **Emphysème :** Cette maladie pulmonaire détruit les fibres élastiques et les fragiles parois alvéolaires. Vos petites voies respiratoires se contractent pendant

l'expiration, ce qui rend plus difficile la sortie de l'air de vos poumons.

- **La bronchite chronique:** En plus d'augmenter la production de mucus dans les poumons, cette affection peut contracter et enflammer les bronches, obstruant ainsi davantage les voies respiratoires. Pour tenter de dégager vos voies respiratoires, vous commencez à pirater.
- **Déficit en alpha-1-antitrypsine :** Environ 1 % des patients atteints de BPCO présentent de faibles niveaux de maladie en raison d'un trouble héréditaire appelé déficit en alpha-1-antitrypsine (AAT). Le foie produit et libère de l'AAT dans la circulation sanguine pour aider à protéger les poumons. Un déficit en alpha-1-antitrypsine peut provoquer une maladie pulmonaire, une maladie du foie ou les deux.

Les options de traitement pour les adultes atteints de BPCO liée à un déficit en AAT sont similaires à celles proposées aux patients atteints de formes plus courantes de BPCO. De plus, la restauration occasionnelle de la protéine manquante fait partie du traitement, ce qui peut prévenir d'autres lésions pulmonaires.

Facteurs de risque

Les facteurs de risque de BPCO comprennent :

- **Exposition à la fumée de tabac :** Des antécédents de consommation continue de tabac sont la principale cause du risque de BPCO. Plus vous fumez depuis longtemps et plus vous êtes âgé, plus votre risque est élevé. Les personnes qui entrent souvent en contact avec la fumée secondaire ou qui consomment des produits du tabac, comme la pipe, les cigares ou la marijuana, peuvent également être à risque.
- **Personnes asthmatiques :** L'asthme est une maladie respiratoire inflammatoire chronique qui peut augmenter le risque de développer une BPCO. Le risque combiné du tabagisme et de l'asthme augmente le développement de la BPCO.
- **Exposition aux poussières et aux produits chimiques :** Une exposition prolongée aux poussières, aux fumées ou aux vapeurs chimiques au travail peut irriter et enflammer les poumons.
- **Exposition aux vapeurs de carburant :** Les habitants des pays les plus pauvres sont plus susceptibles de développer une BPCO s'ils vivent dans des logements mal ventilés et à proximité

d'émissions de carburant provenant du chauffage et de la cuisson.
- **La génétique:** Certains cas de BPCO sont associés à un déficit en alpha-1-antitrypsine, une maladie génétique rare. Les fumeurs sont plus susceptibles de développer ce trouble en raison d'un nombre plus élevé de dangers héréditaires.

Complications

La BPCO peut entraîner un certain nombre de problèmes, tels que :

- **Infections respiratoires:** Les personnes atteintes de BPCO sont plus sensibles à la pneumonie, à la grippe et au rhume. Toute maladie respiratoire peut aggraver les lésions des tissus pulmonaires et rendre la respiration beaucoup plus difficile.
- **Problèmes cardiaques :** Pour des raisons inexpliquées, la MPOC peut augmenter votre risque de problèmes cardiaques, notamment de crise cardiaque.
- **Cancer du poumon:** Les personnes atteintes de BPCO ont plus de risques de développer un cancer du poumon.
- **Hypertension artérielle dans les artères irriguant les poumons**: L'hypertension pulmonaire, ou l'hypertension artérielle dans

ces artères, est un effet secondaire possible de la BPCO.
- **Dépression:** Il pourrait être difficile pour vous de participer à des activités amusantes si vous avez des problèmes respiratoires. De plus, la dépression peut être provoquée par la gestion d'une maladie grave.

Cancer du poumon

Le cancer du poumon est un type de cancer qui commence dans les poumons. Vos poumons, qui sont deux structures spongieuses dans votre poitrine, sont chargés d'absorber l'oxygène et de libérer du dioxyde de carbone.

Le cancer du poumon est la principale cause de décès liés au cancer dans le monde. Bien que le cancer du poumon soit plus fréquent chez les fumeurs que chez les non-fumeurs, n'importe qui peut en être atteint. Plus vous fumez des cigarettes depuis longtemps, plus votre risque de cancer du poumon est élevé. Arrêter de fumer réduira considérablement votre risque de développer un cancer du poumon, même si vous fumez depuis longtemps.

Symptômes

Le cancer du poumon ne présente généralement aucun symptôme à ses débuts. Les signes et symptômes du cancer du poumon apparaissent généralement après une progression de la maladie.

Voici quelques signes et symptômes du cancer du poumon :

- une toux prolongée qui vient tout juste de commencer à produire du sang, même un peu
- À bout de souffle
- douleur thoracique forte
- voix haut perchée
- être en bonne santé physique sans se mettre trop de pression ni avoir de douleurs osseuses
- un mal de tête

Quand consulter un médecin

1. Prenez rendez-vous avec votre médecin si des signes ou symptômes persistants vous inquiètent.
2. Prenez rendez-vous avec votre médecin si vous fumez et n'arrivez pas à arrêter.

En plus des conseils, d'une thérapie remplaçant la nicotine et de médicaments sur ordonnance, votre médecin peut vous donner des conseils pour arrêter de fumer.

Causes du cancer du poumon

Le tabagisme est la principale cause de cancer du poumon, tant chez les fumeurs que chez les inhalateurs de fumée secondaire. D'un autre côté, le cancer du poumon peut survenir chez une personne qui n'a jamais fumé ou qui n'a jamais été exposée à la fumée secondaire pendant une période prolongée. Il existe des cas où la cause du cancer du poumon est inconnue.

Comment le cancer du poumon est causé par le tabagisme

Selon les experts médicaux, fumer endommage les cellules qui tapissent les poumons, augmentant ainsi le risque de cancer du poumon. Le tissu pulmonaire est rapidement altéré par la fumée de cigarette inhalée, qui est une concoction de produits chimiques appelés cancérigènes qui causent le cancer.
Au début, votre corps pourrait être capable de guérir cette blessure. Mais à chaque exposition, les cellules protectrices qui tapissent vos poumons subissent des dommages supplémentaires. Au fil du temps, les dommages causés aux cellules peuvent provoquer une activité aberrante pouvant éventuellement entraîner un cancer.

Types de cancer du poumon

Les professionnels de la santé classent les personnes atteintes d'un cancer du poumon en deux groupes principaux en fonction des caractéristiques microscopiques des cellules cancéreuses. Votre médecin décidera du meilleur traitement pour vous en fonction des spécificités de votre principale forme de cancer du poumon.

Deux principales formes de cancer du poumon peuvent être identifiées :

1. **Cancer du poumon à petites cellules :** Le cancer du poumon à petites cellules est moins répandu que le cancer du poumon non à petites cellules, touchant principalement les gros fumeurs.
2. **Cancer du poumon non à petites cellules :** Cette expression générique regroupe plusieurs sous-types de cancer du poumon. Les cancers du poumon non à petites cellules comprennent le carcinome épidermoïde, le carcinome à grandes cellules et l'adénocarcinome.

Facteurs de risque

Il existe d'autres facteurs qui peuvent augmenter votre risque de cancer du poumon. Certains facteurs de risque sont sous votre contrôle ; arrêter de fumer en fait partie. De plus, certaines situations, comme vos antécédents familiaux, échappent à votre contrôle.

Les facteurs de risque du cancer du poumon comprennent :

- Consommation de tabac
- Fumeur secondaire (être à proximité d'une personne qui fume)
- Radiothérapie préalable
- Avoir été exposé au radon
- Exposition à l'amiante et à d'autres poisons
- Héréditaire

Complications

Le cancer du poumon peut entraîner les effets suivants :

- **Essoufflement:** Lorsque la tumeur maligne d'un patient atteint d'un cancer du poumon est suffisamment grosse pour obstruer une ou plusieurs voies respiratoires principales, il souffre de dyspnée. De plus, l'accumulation de liquide autour des poumons liée au cancer du poumon peut empêcher le poumon affecté de se dilater complètement pendant la respiration.

- **Tousser du sang :** Vous pouvez cracher du sang si vous souffrez d'hémoptysie ou de saignements dans les voies respiratoires, qui est une complication du cancer du poumon. Il existe des cas de saignements sévères. Pour arrêter les saignements, il existe des médicaments.
- **Douleur :** Si un cancer du poumon avancé se propage à la muqueuse pulmonaire ou à une autre partie du corps, comme les os, une douleur peut survenir. Informez votre médecin si vous vous sentez mal à l'aise ; il existe des moyens de gérer la douleur.
- **Liquide dans la poitrine (épanchement pleural) :** Le cancer du poumon peut provoquer le remplissage de liquide de l'espace pleural, la région de la cavité thoracique autour du poumon blessé. Une accumulation de liquide dans la poitrine peut provoquer une dyspnée. Il existe des techniques pour relâcher la pression dans votre poitrine et réduire le risque d'avoir à nouveau un épanchement pleural.
- **Cancer métastasé :** Le cancer du poumon se propage généralement à d'autres organes, comme le cerveau et les os. Un cancer qui se propage peut provoquer une gêne, des nausées, des maux de tête ou d'autres symptômes, selon l'organe touché. Une fois que le cancer du poumon s'est propagé à d'autres parties du corps, il est généralement incurable. Les traitements

peuvent vous aider à vivre plus longtemps et à constater une réduction de vos symptômes.

Pneumonie

La pneumonie est une maladie qui provoque une inflammation de l'un ou des deux sacs aériens des poumons. Une toux productive avec des matières purulentes, de la fièvre, des frissons et une dyspnée peuvent être des signes de remplissage des sacs aériens de pus ou de liquide. De nombreuses espèces, telles que les bactéries, les virus et les champignons, peuvent provoquer une pneumonie.

L'intensité de la pneumonie peut varier de légère à mortelle. Les enfants de moins de cinq ans, les personnes âgées, les personnes dont le système immunitaire est affaibli et les personnes malades sont les plus vulnérables.

Symptômes

La gravité de vos symptômes de pneumonie varie en fonction de votre âge, de votre état de santé général et du type de germe à l'origine de l'infection. Même s'ils persistent plus longtemps, des symptômes et signes mineurs peuvent parfois être confondus avec des symptômes de rhume ou de grippe.

Voici quelques signes et symptômes de la pneumonie :
- douleur thoracique en toussant ou en inhalant
- Conscience perplexe ou altérée (chez les personnes de 65 ans et plus)
- une toux qui pourrait produire du mucus
- Fièvre d'épuisement, frissons et transpiration
- une température corporelle inférieure à la moyenne (chez les personnes de plus de 65 ans et celles dont le système immunitaire est affaibli)
- nausées, vomissements ou diarrhée
- Manque de souffle

Il est possible que les bébés et les jeunes enfants ne présentent aucun symptôme. Les enfants peuvent également avoir de la fièvre, tousser, vomir ou avoir des difficultés à respirer en plus de ces symptômes. Ils peuvent également paraître agités, épuisés ou sans vie. Il est possible que les bébés et les jeunes enfants ne présentent aucun symptôme. Les enfants peuvent également avoir de la fièvre, tousser, vomir ou avoir des difficultés à respirer en plus de ces symptômes. Ils peuvent également paraître agités, épuisés ou sans vie.

Quand consulter un médecin

Si vous ressentez une dyspnée, des douleurs thoraciques, une toux persistante (102 F ou plus) ou des difficultés respiratoires, consultez un médecin. (Surtout s'il produit du pus).

Les personnes appartenant à l'une des catégories à haut risque suivantes devraient consulter un médecin :

1. Adultes de plus de 65 ans
2. Enfants qui présentent des signes et des symptômes avant l'âge de deux ans.
3. Les personnes souffrant de problèmes de santé sous-jacents, celles recevant des médicaments immunosuppresseurs ou celles recevant une chimiothérapie.

La pneumonie peut rapidement devenir une maladie potentiellement mortelle chez certaines personnes âgées, les patients atteints d'insuffisance cardiaque et toute personne souffrant de problèmes pulmonaires chroniques.

Causes

De nombreux micro-organismes différents peuvent provoquer une pneumonie. La plupart des contaminants aéroportés sont des bactéries et des virus. Votre corps se débarrasse généralement des maladies que ces microbes provoquent dans vos poumons. Parfois, ces agents pathogènes submergent votre système immunitaire, même lorsque tout va bien dans l'ensemble concernant votre santé. Le site de l'infection et les types de bactéries à l'origine de la maladie sont pris en compte lors de la classification de la pneumonie.

1. Pneumonie communautaire

Le type de pneumonie le plus répandu est la pneumonie communautaire. Elle a lieu en dehors des hôpitaux et autres établissements de santé. Cela pourrait résulter de :

- **Bactéries :** Streptococcus pneumoniae est la cause la plus fréquente de pneumonie bactérienne aux États-Unis. Une pneumonie de ce type peut survenir indépendamment ou en conjonction avec une crise de rhume ou de grippe. La maladie connue sous le nom de pneumonie lobaire ne touche qu'un seul lobe pulmonaire.
- **Organisme semblable à une bactérie** : Mycoplasma pneumoniae est un autre organisme qui peut provoquer une pneumonie. De manière générale, les symptômes ne sont pas aussi graves qu'ils peuvent l'être pour d'autres types de pneumonie. Ce type de

pneumonie ne nécessite généralement pas de repos au lit, c'est pourquoi on l'appelle parfois « pneumonie ambulante ».
- **Champignons :** Ce type de pneumonie est plus fréquent chez les personnes dont le système immunitaire est affaibli, qui souffrent de maladies de longue durée et qui sont exposées davantage aux microbes aéroportés. Le champignon qui le produit peut être trouvé dans le sol ou dans les fientes d'oiseaux, selon les régions.
- **Virus :** La pneumonie peut être causée par divers virus qui provoquent également la grippe et le rhume. L'infection virale est la cause la plus fréquente de pneumonie chez les enfants de moins de cinq ans. La majorité des cas de pneumonie virale représentent peu de menace. Mais parfois, les choses peuvent devenir incontrôlables.

2. Pneumonie nosocomiale

Les patients hospitalisés pour une autre maladie peuvent contracter une pneumonie. La pneumonie nosocomiale peut être dangereuse car les bactéries qui la provoquent peuvent être plus résistantes au traitement et les patients sont déjà malades. Les patients des unités de soins intensifs qui utilisent des ventilateurs ou des appareils respiratoires courent un risque accru de développer ce type de pneumonie.

3. Pneumonie nosocomiale

Les infections bactériennes connues sous le nom de « pneumonie nosocomiale » peuvent affecter les résidents des établissements de soins de longue durée ou les patients suivis dans des cliniques externes comme les centres de dialyse rénale. Les bactéries résistantes aux médicaments peuvent potentiellement être à l'origine de pneumonies nosocomiales, tout comme elles le sont dans les hôpitaux.

4. Pneumonie par aspiration

L'inhalation de liquides, de particules alimentaires, de vomissements ou de salive dans les poumons peut provoquer une pneumonie par aspiration. Vous courez le risque d'aspirer si vous souffrez d'un problème de santé qui interfère avec votre réponse normale aux nausées, comme une lésion cérébrale, des problèmes de déglutition ou une consommation importante d'alcool ou de drogues.

Facteurs de risque

La pneumonie peut frapper n'importe qui. Néanmoins, les personnes de 65 ans ou plus et les jeunes enfants constituent les deux tranches d'âge les plus menacées. Les variables de risque supplémentaires comprennent :

- être amené à l'hôpital
- maladie continue
- La consommation de tabac affaiblit ou perturbe l'immunité.

Complications

Même après le début du traitement, certains patients atteints de pneumonie, en particulier ceux appartenant aux groupes à haut risque, peuvent ressentir des effets indésirables tels que :

- problèmes respiratoires causés par des bactéries sanguines (bactériémie).
- Épanchement pleural, ou accumulation de liquide entourant les poumons, et abcès pulmonaire.

Embolie pulmonaire

Une embolie pulmonaire est un caillot sanguin qui obstrue et arrête le flux sanguin vers une artère pulmonaire. Habituellement, le caillot sanguin commence dans la veine profonde d'une jambe et progresse vers les poumons. Dans de rares cas, le caillot peut se former dans une veine d'une autre partie du corps. La formation d'un caillot sanguin dans une ou plusieurs veines profondes du corps est appelée thrombose veineuse profonde (TVP).

Parce qu'un ou plusieurs caillots obstruent l'apport sanguin aux poumons, l'embolie pulmonaire peut être mortelle. Cependant, recevoir des soins le plus tôt possible réduit considérablement le risque de décès. Vous pouvez réduire votre risque de souffrir d'une embolie pulmonaire en adoptant des mesures préventives contre les caillots sanguins dans les jambes.

Symptômes

Selon la taille des caillots, l'étendue de l'atteinte pulmonaire et si vous avez des problèmes cardiaques ou pulmonaires sous-jacents, les symptômes de l'embolie pulmonaire peuvent varier considérablement.

Les signes et symptômes typiques comprennent :

- **Essoufflement:** Ce symptôme apparaît généralement soudainement. Les problèmes respiratoires surviennent même au repos et s'aggravent lorsque vous bougez.
- **Douleur thoracique:** Cela peut être le signe que vous faites une crise cardiaque. La douleur est souvent ressentie et perçue lorsque l'on inspire profondément. Vous pourriez avoir du mal à respirer profondément à cause de la douleur. Cela peut également être douloureux lorsque vous toussez, vous penchez ou vous penchez.
- **Évanouissement:** Vous courez le risque de vous évanouir si votre fréquence cardiaque ou votre tension artérielle diminue soudainement. C'est ce qu'on appelle une syncope.

Les signes et symptômes supplémentaires d'une embolie pulmonaire comprennent :

- une toux capable de libérer du mucus sanguin maculé ou décoloré ; un pouls irrégulier ou rapide.
- sensation d'étourdissement ou d'évanouissement transpiration excessive

- Peau moite ou décolorée, ou fièvre, cyanose. Douleur ou œdème dans la jambe, généralement à l'arrière de la jambe, ou les deux.

Quand consulter un médecin

Une embolie pulmonaire pourrait constituer un risque sérieux pour la vie. Consultez immédiatement un médecin si vous ressentez une dyspnée inattendue, une gêne thoracique ou un évanouissement.

Causes

Lorsqu'un corps étranger, généralement un caillot sanguin, reste coincé dans une artère pulmonaire et arrête la circulation sanguine, cela peut provoquer une embolie pulmonaire. Parce qu'elle affecte les veines profondes des jambes, la thrombose veineuse profonde est la cause la plus fréquente de caillots sanguins.

De nombreux caillots sont liés à de nombreux cas. Chaque artère bloquée réduit le flux sanguin vers le tissu pulmonaire qu'elle dessert, ce qui peut entraîner la mort. L'infarctus pulmonaire en est une illustration. En conséquence, vos poumons ont plus de mal à fournir de l'oxygène au reste de votre corps.

Les blocages des artères sanguines ne sont pas nécessairement le résultat de caillots sanguins. Une autre raison qui pourrait s'appliquer :

- Une partie des bulles d'air du cancer dans la graisse d'un os long brisé

Facteurs de risque

Une embolie pulmonaire causée par un caillot sanguin peut arriver à n'importe qui, mais plusieurs facteurs peuvent augmenter votre risque.

- **Antécédents de caillot sanguin**: Vous êtes plus susceptible si vous ou un membre de votre famille (un parent ou un frère ou une sœur, par exemple) avez déjà eu un caillot de sang veineux ou une embolie pulmonaire.
- **Fumeur:**Pour des raisons inconnues, le tabagisme augmente le risque de caillots sanguins chez certaines personnes, en particulier chez les personnes présentant des facteurs de risque supplémentaires.
- **Être en surpoids:**Le surpoids augmente le risque de formation de caillots sanguins, en particulier chez les personnes présentant d'autres facteurs de risque.

- **Oestrogène supplémentaire :** L'œstrogène, présent dans les comprimés contraceptifs et dans le traitement hormonal substitutif, peut augmenter les facteurs de coagulation sanguine, en particulier chez les fumeurs et les personnes obèses.
- **Grossesse:** Les veines pelviennes sont comprimées par le poids du bébé, ce qui pourrait empêcher le sang de refluer dans les jambes. Les caillots sanguins sont plus susceptibles de se former lorsque le sang ralentit ou s'accumule.

Complications

Une embolie pulmonaire peut être extrêmement dangereuse pour la vie. Les embolies pulmonaires non traitées ont un taux de mortalité d'environ un tiers. Ce nombre diminue toutefois considérablement si la maladie est détectée et traitée rapidement.

L'hypertension pulmonaire, ou pression artérielle anormalement élevée dans les poumons et le côté droit du cœur, est une autre complication des embolies pulmonaires. Lorsque les artères menant à vos poumons sont bloquées, votre cœur doit travailler plus fort pour pomper le sang à travers elles. L'hypertension artérielle affaiblit votre cœur avec le temps.

Parfois, de petits caillots appelés emboles restent dans les poumons et affaiblissent progressivement les artères pulmonaires. Cette limitation du flux sanguin conduit à une hypertension pulmonaire chronique.

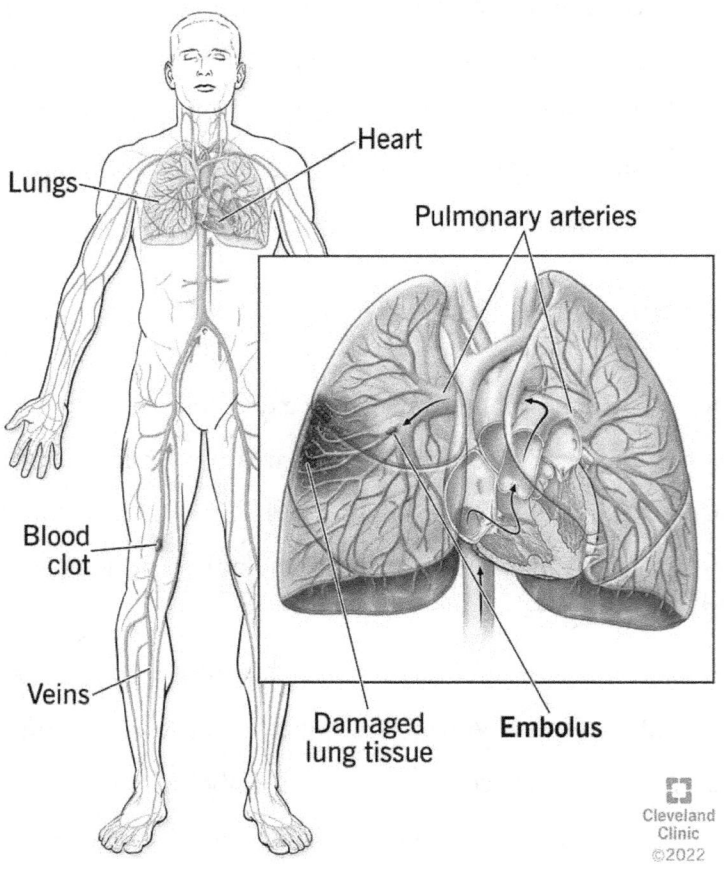

Tuberculose

La plupart des cas de tuberculose (TB), une maladie dangereuse, affectent les poumons. La bactérie responsable de la tuberculose est d'un type particulier.

Une personne atteinte peut tousser, chanter ou éternuer pour propager la maladie. Cela pourrait entraîner la libération d'un petit nombre de germes dans l'air. Après cela, si quelqu'un d'autre inhale les gouttelettes, la bactérie peut pénétrer dans ses poumons.

On sait que la tuberculose se propage lorsque des individus vivent à proximité les uns des autres ou se rassemblent en grands groupes. Les personnes souffrant de troubles du système immunitaire, notamment les patients atteints du VIH/SIDA, sont plus vulnérables à la tuberculose que les personnes en bonne santé.

Les médicaments contenant des antibiotiques sont utilisés pour traiter la tuberculose. Certaines espèces bactériennes, quant à elles, sont désormais résistantes à certains médicaments.

Symptômes

La croissance et la prolifération des germes de la tuberculose (TB) dans les poumons provoquent une infection. Une infection tuberculeuse évolue en trois phases. Chaque phase a son propre ensemble de symptômes.

- **Primo-infection tuberculeuse :** Le terme « infection principale » fait référence au stade initial. Les cellules du système immunitaire traquent et neutralisent les envahisseurs. Le système immunitaire peut détruire complètement les infections. Certains germes pourraient cependant proliférer et rester contenus.

  La plupart du temps, une première infection ne présente aucun symptôme. Certaines personnes peuvent ressentir des symptômes pseudo-grippaux, comme un peu de fièvre, de la toux et de la fatigue.

- **Infection tuberculeuse latente :** Le stade qui survient généralement après la primo-infection est appelé infection tuberculeuse latente. Le tissu pulmonaire est scellé par les cellules du système immunitaire en raison de la bactérie TBC. Si le système immunitaire parvient à contenir les bactéries, celles-ci ne pourront plus causer de dommages supplémentaires. Mais les micro-organismes sont toujours là. Lorsqu'une infection tuberculeuse est latente, il n'y a aucun symptôme.

- **Maladie tuberculeuse active :** La tuberculose active survient lorsqu'une infection devient plus répandue que le système immunitaire ne peut la gérer. Les germes provoquent des infections dans les poumons et d'autres parties du corps. Une première infection peut conduire au développement d'une tuberculose active. Mais cela se produit généralement des mois ou des années après une infection latente par la tuberculose.

En quelques semaines, les symptômes pulmonaires associés à une tuberculose active s'aggravent généralement. Une toux, des crachats de sang ou de mucus, des douleurs dans la poitrine, du sang dans la toux, de la fièvre, des frissons, des sueurs nocturnes, une perte de poids, un refus de manger, de la fatigue et un sentiment général de mal-être sont quelques exemples de ces symptômes.

Tuberculose active en dehors des poumons : En dehors des poumons, le corps peut contracter la tuberculose (TB). C'est ce qu'on appelle la tuberculose extrapulmonaire. Les symptômes sont influencés par la partie du corps affectée. Les signes et symptômes courants comprennent la fièvre, les frissons, les sueurs nocturnes, la suppression de l'appétit, la perte de poids, la fatigue, un malaise généralisé et un inconfort à proximité du site d'infection.

Bien que la tuberculose active dans la boîte vocale ne soit pas associée à une maladie pulmonaire, les symptômes ressemblent davantage à ceux des troubles pulmonaires.

Quand consulter un médecin

Les symptômes de la tuberculose ressemblent à ceux de nombreuses autres maladies. Consultez votre médecin si vos symptômes ne s'améliorent pas même après quelques jours de repos.

Si vous présentez l'un des symptômes suivants, consultez immédiatement un médecin : un mal de tête aigu qui apparaît soudainement, une douleur lancinante dans la poitrine, des étourdissements, des convulsions, des difficultés respiratoires ou du sang dans les urines ou les selles.

Causes

Le microbe responsable de la tuberculose est connu sous le nom de Mycobacterium tuberculosis. Les personnes atteintes de tuberculose active dans les poumons ou dans la boîte vocale peuvent en infecter d'autres. Les bactéries prolifèrent dans l'atmosphère grâce aux minuscules gouttelettes qu'elles libèrent. Ils peuvent éternuer, rire, discuter, chanter, tousser ou faire n'importe quelle combinaison de ces activités. Une personne peut être infectée si elle inhale les gouttelettes.

La probabilité que la maladie se propage parmi les personnes qui passent plus de temps à l'intérieur est plus élevée. En conséquence, les environnements dans lesquels les personnes résident ou travaillent ensemble pendant de longues périodes sont plus susceptibles de transmettre la maladie. De plus, lors de grands rassemblements, la maladie se propage plus rapidement.

Une infection tuberculeuse latente empêche d'autres personnes de contracter la maladie. Un patient atteint de tuberculose active ne peut généralement pas se remettre complètement de la maladie après deux à trois semaines de traitement.

Tuberculose pharmacorésistante

Il existe des souches connues de la bactérie de la tuberculose qui sont résistantes aux antibiotiques. En conséquence, les médicaments qui traitaient autrefois la maladie ne fonctionnent plus.

Les bactéries subissent naturellement des modifications génétiques, ce qui contribue à expliquer cela en partie. Par inadvertance, une bactérie peut développer une caractéristique qui renforce sa défense contre une attaque antibiotique. S'il vit, il a la capacité de se multiplier.

Lorsque les antibiotiques ne sont pas administrés correctement ou ne tuent pas totalement la bactérie pour toute autre raison, des formes plus résistantes de la bactérie peuvent proliférer et se développer. Si elle se propage à d'autres personnes, une nouvelle souche de la bactérie résistante aux médicaments pourrait éventuellement se multiplier.

Facteurs de risque

Même si n'importe qui peut être atteint de tuberculose, certains facteurs augmentent le risque d'infection. D'autres variables augmentent le risque qu'une infection se transforme en cas actif de tuberculose.

Les Centers for Disease Control and Prevention recommandent de passer un test de dépistage de la tuberculose si vous souffrez activement de la maladie ou si vous risquez de la contracter. Consultez votre professionnel de la santé si l'un des facteurs de risque suivants s'applique à vous.

Grippe(GRIPPE)

La grippe, également appelée grippe, est une sorte d'infection respiratoire qui touche principalement la gorge, le nez et les poumons. C'est un virus qui provoque la grippe. Il existe une distinction entre la grippe, mieux connue sous le nom de grippe, et les virus de la « grippe intestinale », qui provoquent de la diarrhée et des vomissements.

La majorité des patients grippés se rétablissent d'eux-mêmes. A l'inverse, la grippe et ses séquelles peuvent parfois être mortelles. Certains groupes démographiques sont plus susceptibles que d'autres aux problèmes liés à la grippe, tels que :

- les petits, surtout ceux qui ont moins d'un an.
- celles qui, pendant la saison de la grippe, sont déjà enceintes, ont récemment accouché ou envisagent de devenir enceintes.
- les personnes de plus de 65 ans.

- les personnes qui travaillent ou vivent dans des structures avec de nombreuses autres personnes.

Toute personne appartenant à l'une des autres catégories à haut risque de complications grippales ci-dessous :
- systèmes de défense compromis.
- un indice de masse corporelle (IMC) de 40 ou plus.
- maladies qui affectent le système nerveux ou modifient la façon dont le cerveau traite les informations.

De plus, les problèmes médicaux suivants augmentent le risque de développer des complications liées à la grippe :
- ceux qui souffrent de maladies à long terme telles que le diabète, l'asthme, les maladies hépatiques, rénales et cardiaques.
- ceux qui ont subi un accident vasculaire cérébral.
- les personnes qui prennent de l'aspirine depuis longtemps et qui ont moins de 20 ans.

Malgré son efficacité limitée, la vaccination annuelle contre la grippe réduit le risque de présenter des symptômes graves liés à la grippe. Cela est particulièrement vrai pour les personnes plus susceptibles de souffrir de graves problèmes liés à la grippe.

Symptômes

Le nez qui coule, les éternuements et les maux de gorge sont des exemples de symptômes de la grippe qui ressemblent initialement à des symptômes du rhume. La plupart des rhumes commencent lentement. Cependant, la maladie se manifeste généralement rapidement et de manière grave. De plus, même si un rhume peut être inconfortable, une grippe aggrave généralement vos symptômes.

La fièvre, les frissons, la transpiration et les douleurs musculaires sont des symptômes courants de la grippe, mais ils ne sont généralement pas ressentis.

Les autres indications et symptômes comprennent :

- mal de tête.
- toux sèche prolongée.
- essoufflement.
- fatigue et faiblesse.
- congestion ou écoulement nasal.
- gorge douloureuse.
- des yeux qui font mal.

La diarrhée et les vomissements sont des symptômes supplémentaires de la grippe. Cependant, les enfants sont plus susceptibles d'en être atteints que les adultes.

Quand consulter un médecin

La plupart des gens peuvent se soigner à la maison et n'ont pas toujours besoin de consulter un médecin lorsqu'ils ont la grippe. Si vous ressentez des symptômes pseudo-grippaux et qu'il y a un risque qu'ils s'aggravent, consultez votre médecin immédiatement. Les médicaments antiviraux peuvent accélérer votre guérison de la grippe et vous protéger contre des effets secondaires plus dangereux.

Si la maladie vous atteint réellement, demandez de l'aide immédiatement. Les adultes présentant des symptômes d'urgence peuvent avoir des difficultés respiratoires ou une dyspnée.

- douleurs à la poitrine.
- vertiges et convulsions.
- dégradation des maladies sous-jacentes.
- douleur ou faiblesse musculaire extrême.

Causes

La grippe est causée par des virus. Le virus est rejeté dans l'atmosphère sous forme de gouttelettes lorsqu'une personne infectée tousse, éternue ou parle. On respire instantanément sous la pluie.

Alternativement, les germes peuvent pénétrer dans votre corps par la bouche, le nez ou les yeux après avoir été en contact avec un objet comme un clavier d'ordinateur. Une infection virale peut se transmettre à d'autres personnes un jour avant l'apparition des symptômes ou jusqu'à cinq ou sept jours après leur apparition. Les personnes dont le système immunitaire est affaibli et les jeunes peuvent voir la maladie se propager plus lentement.

Les virus de la grippe donnent régulièrement naissance à de nouvelles souches et le virus lui-même évolue constamment. Si vous avez déjà eu la grippe, votre corps a déjà généré des anticorps pour combattre cette souche spécifique du virus.

Si les virus grippaux ultérieurs sont comparables à ceux que vous avez déjà rencontrés – soit par votre expérience personnelle de la maladie, soit par la vaccination – alors ces anticorps pourraient être en mesure de prévenir l'infection ou d'en atténuer la gravité.

En revanche, les niveaux d'anticorps peuvent baisser progressivement. De plus, les anticorps contre les virus grippaux plus anciens peuvent ne pas vous protéger contre les nouvelles souches grippales émergentes. Il est possible que les souches qui ont évolué récemment diffèrent grandement des souches qui existent depuis plus longtemps.

Facteurs de risque

Les facteurs suivants pourraient vous rendre plus susceptible de contracter la grippe ou ses complications :

- **Âge:** Les jeunes enfants sont particulièrement sensibles aux conséquences néfastes de la grippe saisonnière. De plus, les personnes de plus de 65 ans ont généralement de moins bons résultats.
- **Conditions de vie ou de travail :** Les infections grippales sont plus probables chez ceux qui travaillent dans des environnements à haute densité, comme les résidences-services, ou qui y vivent. Les détenus des hôpitaux sont également plus susceptibles.
- **Faiblesse du système immunitaire :** Le VIH/SIDA, les médicaments anti-rejet, l'utilisation chronique de stéroïdes, les transplantations d'organes, le cancer du sang et les traitements contre le cancer peuvent tous

altérer l'immunité. Cela pourrait rendre les problèmes plus probables et encourager la propagation du virus de la grippe.

- **Maladies chroniques:** Les patients atteints de maladies chroniques peuvent être plus sensibles aux complications de la grippe. Des antécédents médicaux d'accident vasculaire cérébral, de diabète, de maladie cardiaque, de maladies neurologiques, d'anomalies métaboliques, de problèmes respiratoires, de maladies pulmonaires liées à l'asthme, de problèmes rénaux, hépatiques ou sanguins en sont quelques exemples.

- **Race/origine ethnique :** Les personnes qui s'identifient comme Indiens d'Amérique, natifs de l'Alaska, noires ou latino-américaines peuvent être plus vulnérables aux complications de la grippe aux États-Unis.

- **Utilisation d'aspirine chez les moins de 20 ans :** Le syndrome de Reye peut survenir chez les personnes de moins de vingt ans qui ont une infection par le virus de la grippe et qui suivent un traitement à long terme par l'aspirine.

- **Grossesse:** Les femmes enceintes sont plus susceptibles de souffrir de complications liées à la

grippe, en particulier au cours des deuxième et troisième trimestres de leur grossesse. Il existe toujours un risque pendant les deux premières semaines après la naissance de l'enfant.
- **Obésité:** Une personne est plus susceptible d'avoir des complications liées à la grippe si son indice de masse corporelle (IMC) est de 40 ou plus.

Complications

Pour les personnes jeunes et en bonne santé, la grippe ne représente normalement pas de menace majeure. Même si cela peut sembler terrible, la grippe disparaît généralement en une semaine ou deux. D'un autre côté, les enfants et les autres personnes à haut risque pourraient avoir des problèmes tels que :

- Crises d'asthme
- problèmes cardiaques et pneumonie
- infections dans les oreilles
- Syndrome de détresse respiratoire aiguë (bronchite).

La pneumonie est l'un des effets secondaires les plus nocifs. La pneumonie peut être mortelle chez les personnes âgées et chez les personnes atteintes de maladies chroniques.

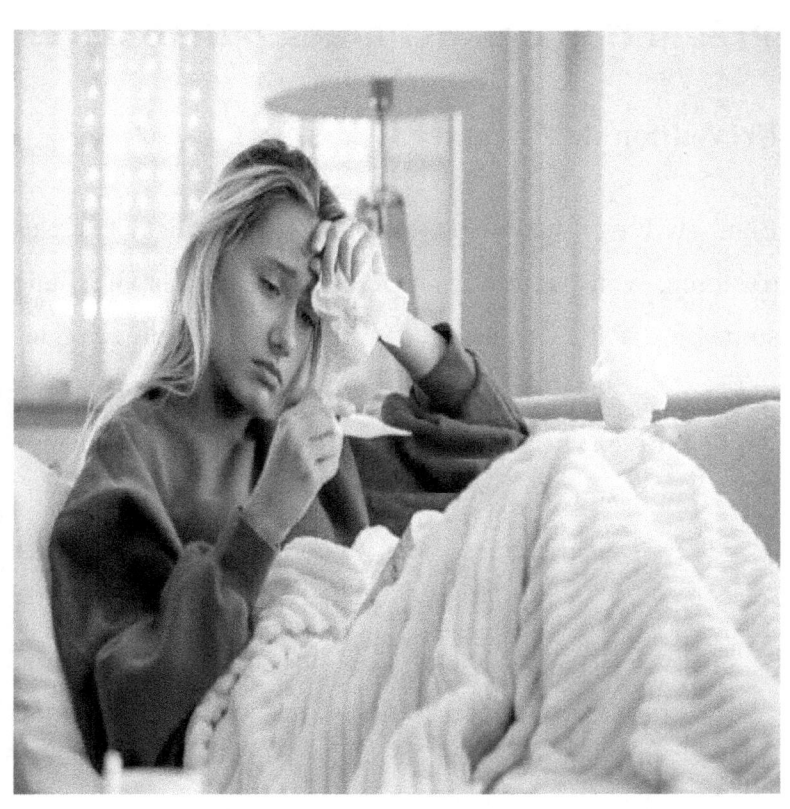

Chapitre trois

Prévention des maladies pulmonaires

Prévention de l'asthme

Bien qu'il n'existe aucun moyen de prévenir les crises d'asthme, vous et votre médecin pouvez élaborer une stratégie détaillée pour gérer votre maladie et prévenir les crises.

- **Suivez votre plan d'action contre l'asthme :** Créez une stratégie détaillée avec votre médecin et le personnel médical pour prendre vos médicaments et contrôler une crise d'asthme. Après cela, veillez à réaliser votre plan. L'asthme étant une maladie chronique, il nécessite des soins et une observation constants. Vous pourriez vous sentir plus maître de votre vie si vous êtes responsable de vos soins médicaux.
- **Faites-vous vacciner contre la grippe et la pneumonie :** La tenue à jour des dossiers de vaccination aide à stopper les poussées d'asthme provoquées par la grippe et la pneumonie.
- **Trouvez et éloignez-vous des déclencheurs de l'asthme :** Les épisodes d'asthme peuvent être

provoqués par divers allergènes et irritants environnementaux, tels que la moisissure, le pollen, l'air froid et la pollution de l'air. Déterminez ce qui déclenche ou aggrave votre asthme, puis prenez des précautions pour éviter ces choses.

- **Gardez un œil sur votre respiration**: Vous pourriez devenir habile à identifier les indicateurs d'alerte d'une attaque, tels qu'une respiration sifflante, une dyspnée ou une toux légère. Cependant, utilisez régulièrement un débitmètre de pointe à domicile pour mesurer et enregistrer votre débit d'air de pointe, car votre fonction pulmonaire peut se dégrader avant que vous ne présentiez des symptômes ou des signes. À l'aide d'un débitmètre de pointe, vous pouvez évaluer la force avec laquelle vous pouvez expirer. Vous pouvez apprendre à mesurer votre débit de pointe à la maison auprès de votre médecin.

- **Identifier et traiter les crises précocement :** Vos chances d'avoir une attaque grave diminuent si vous prenez des mesures immédiates. De plus, vous n'aurez pas besoin d'autant de médicaments pour gérer vos symptômes. Prenez vos médicaments comme indiqué lorsque vos valeurs de débit de pointe chutent et vous avertissent d'une crise imminente. De plus, arrêtez immédiatement de faire tout ce qui aurait pu déclencher l'attaque. Consultez un médecin si, malgré les mesures suggérées dans votre plan d'action, vos symptômes ne s'améliorent pas.

- **Prenez vos médicaments comme prescrit :** Même si votre asthme semble s'améliorer, vous devez toujours obtenir le consentement de votre médecin avant d'apporter des modifications à votre plan de traitement. Apporter vos médicaments avec vous à chaque rendez-vous chez le médecin est une bonne idée. Si vous prenez vos médicaments comme prescrit et au bon dosage, votre médecin peut le vérifier.

- **N'oubliez pas d'utiliser plus fréquemment les inhalateurs à soulagement rapide :** Votre asthme n'est pas sous contrôle si vous vous retrouvez dépendant de votre albutérol ou d'un autre type d'inhalateur à soulagement rapide. Consultez votre médecin pour modifier votre plan de traitement.

Prévention de la BPCO

Contrairement à certaines autres maladies, la BPCO a généralement une origine connue, un traitement connu et des méthodes permettant de retarder la progression de la maladie. Étant donné que le tabagisme est directement lié à la plupart des cas de BPCO, arrêter de fumer le plus tôt possible constitue la meilleure approche pour prévenir la maladie.

Ces suggestions simples pourraient être difficiles à suivre pour les fumeurs de longue date, en particulier s'ils ont fait plusieurs tentatives infructueuses pour arrêter de fumer. Mais continuez néanmoins à essayer d'arrêter. Il est essentiel de sélectionner un programme d'abandon du tabac qui peut vous aider à arrêter définitivement. C'est votre meilleure opportunité de minimiser les dommages aux poumons.

Un autre facteur de risque de BPCO est l'exposition aux fumées et poussières chimiques au travail. Discutez avec votre superviseur des meilleures façons de vous protéger, comme porter un équipement de protection respiratoire, si vous travaillez avec ce type d'irritants pulmonaires.

Les actions répertoriées ci-dessous peuvent aider à prévenir les problèmes liés à la BPCO :

- Arrêtez de fumer pour réduire votre risque de cancer du poumon et de maladie cardiaque.
- Pour réduire vos risques de contracter certaines infections, pensez à vous faire vacciner chaque année contre la pneumonie à pneumocoque et la grippe.
- Si vous vous sentez déprimé ou désespéré, ou si vous pensez être déprimé, consultez un médecin.

Prévention du cancer du poumon

Le cancer du poumon ne peut pas être complètement évité, mais vous pouvez réduire votre risque en procédant comme suit :

- **Évitez de fumer :** Ne commencez pas à fumer si vous ne l'avez jamais fait auparavant. Discutez avec vos enfants de la possibilité d'arrêter de fumer afin qu'ils apprennent comment réduire leur exposition à cet important facteur de risque de cancer du poumon.
- Parlez à vos enfants des risques liés au tabagisme dès leur plus jeune âge afin qu'ils apprennent à dire non à la pression de leurs pairs.
- **Faites de l'exercice fréquemment :** Si vous ne vous entraînez pas souvent actuellement, commencez

prudemment. La plupart des jours de la semaine, essayez de vous entraîner.

- **Arrêter de fumer:** Arrêtez de fumer tout de suite. Même si vous fumez depuis longtemps, arrêter de fumer réduit votre risque de développer un cancer du poumon. Consultez votre médecin au sujet des produits et techniques efficaces pour arrêter de fumer. Les groupes de soutien, les médicaments et les traitements de remplacement de la nicotine sont quelques-unes des options.
- **Évitez la fumée secondaire :** Incitez votre colocataire ou collègue fumeur à abandonner. Demandez-leur au moins de fumer dehors. Recherchez des options non-fumeurs et éloignez-vous des lieux fumeurs, tels que les bars et les restaurants.
- **Testez votre maison pour le radon :** Vérifiez les niveaux de radon dans votre maison, surtout si vous résidez dans une région où le gaz est connu pour être contaminé. Votre maison pourrait être plus sûre si les niveaux accrus de radon étaient corrigés. Parlez à la section locale de l'American Lung Association ou au service de santé publique pour obtenir des informations sur les tests de radon.

- **Mangez beaucoup de fruits et légumes :** Choisissez une alimentation riche en fruits et légumes variés et bien équilibrée. La nourriture est le meilleur moyen d'obtenir des vitamines et d'autres minéraux. Les comprimés de vitamines à fortes doses doivent être évités car ils peuvent être nocifs. Par exemple, les chercheurs ont complété les gros fumeurs avec du bêta-carotène pour réduire le risque de cancer du poumon. Les résultats ont indiqué que le risque de cancer chez les fumeurs était augmenté par les suppléments.
- **Évitez les substances cancérigènes au travail :** Prenez des mesures de sécurité pour vous protéger de toute exposition à des produits chimiques dangereux au travail. En suivant les instructions de votre employeur, agissez. Si un masque vous est fourni pour vous protéger, par exemple, portez-le à tout moment. Quelles autres précautions pouvez-vous prendre pour assurer votre sécurité au travail ? Pour en savoir plus, parlez-en à votre médecin. Le tabagisme augmente la possibilité de lésions pulmonaires dues à des cancérogènes professionnels.

Prévention de la pneumonie

Pour réduire le risque de pneumonie :

- **Se faire vacciner:** Il existe des vaccins pour se protéger contre certaines souches de grippe et de pneumonie. Consultez votre médecin si vous avez l'intention de recevoir ces injections. Même si vous vous souvenez avoir été vacciné contre la pneumonie dans le passé, les recommandations en matière de vaccins ont changé, alors assurez-vous de vérifier auprès de votre médecin pour connaître votre statut vaccinal actuel.
- **Veiller à ce que les enfants reçoivent leurs vaccins:** Pour les enfants de moins de deux ans et ceux âgés de deux à cinq ans qui sont plus vulnérables à la maladie pneumococcique, les médecins conseillent de se faire vacciner séparément contre la pneumonie. Les enfants inscrits dans les garderies collectives doivent également recevoir la vaccination. La vaccination contre la grippe est également conseillée par les médecins pour les enfants de plus de six mois.
- **Mangez sain:** Les désinfectants pour les mains à base d'alcool peuvent aider à prévenir les infections

respiratoires, qui peuvent parfois entraîner une pneumonie. Se laver les mains fréquemment.
- **Évitez de fumer :** Fumer affaiblit les défenses naturelles de vos poumons contre les maladies respiratoires.
- **Gardez votre système immunitaire fort :** Ayez une alimentation équilibrée, faites de l'exercice régulièrement et reposez-vous suffisamment.

Prévention de l'embolie pulmonaire

Une méthode pour vous protéger des embolies pulmonaires consiste à éviter la formation de caillots dans les veines profondes de vos jambes. Afin de réduire les caillots sanguins, la majorité des hôpitaux mettent en œuvre des mesures préventives telles que celles énumérées ci-dessous :

- **Anticoagulants :** Les patients présentant un risque de coagulation se voient fréquemment prescrire ces médicaments, avant et après la chirurgie. De plus, si un patient souffre d'un problème de santé spécifique, comme une crise cardiaque, un accident vasculaire cérébral ou des problèmes liés au cancer, il leur est fréquemment administré lors de son admission à l'hôpital.

- **Bas de compression :** En comprimant progressivement les jambes, les bas de contention améliorent la circulation sanguine via les veines et les muscles des jambes. Ils constituent un moyen simple, abordable et sûr de prévenir la formation de caillots sanguins dans les jambes avant, pendant et après une intervention chirurgicale.
- **Surélevez vos jambes :** Il peut être très utile de surélever vos jambes chaque fois que vous le pouvez, surtout la nuit. À l'aide de blocs ou de livres, surélevez le pied de votre lit de 4 à 6 pouces (10 à 15 cm).
- **Activité physique :** En réduisant le risque d'embolie pulmonaire, bouger le plus tôt possible après une intervention chirurgicale facilite le processus de guérison. Pour cette raison principale, même si vous ressentez une gêne au niveau du site de votre incision chirurgicale, votre infirmière peut quand même vous recommander de marcher le lendemain de votre intervention.
- **compression pneumatique :** Des brassards à hauteur de cuisse ou de mollet qui se gonflent et se dégonflent automatiquement toutes les quelques minutes sont utilisés dans la thérapie par

compression pneumatique. Les veines de vos jambes sont ainsi comprimées et massées, augmentant ainsi le flux sanguin.

Prévention en voyage

Les caillots sanguins sont plus susceptibles de se produire lors de voyages longue distance, mais ils ne sont pas courants. Parlez à votre professionnel de la santé si les facteurs de risque de caillot sanguin vous rendent anxieux à l'idée de voyager.

Votre médecin pourrait vous conseiller de prendre les mesures suivantes pour réduire le risque de caillots sanguins lorsque vous voyagez :

- **Buvez beaucoup de liquides :** Le meilleur liquide pour éviter la déshydratation, qui peut entraîner la formation de caillots sanguins, est l'eau. Évitez l'alcool car il peut provoquer une déshydratation.

- **Faites une pause lorsque vous êtes assis :** Traversez la cabine de l'avion environ une fois par heure. Pendant que vous conduisez, arrêtez-vous de temps en temps et faites quelques tours autour du véhicule. Pliez profondément les genoux plusieurs fois.

- **Ajustez votre siège :** Toutes les quinze à trente minutes, levez vos orteils et déplacez vos chevilles en rond.
- **Portez des bas de contention :** Ils pourraient être suggérés par votre médecin pour faciliter la circulation et le mouvement des fluides dans vos jambes. Les bas de contention sont disponibles dans une variété de teintes et de textures tendance. Les majordomes de bas sont des appareils qui vous aident à enfiler vos bas.

Prévention de la tuberculose

Vous devrez peut-être prendre des médicaments pour traiter la tuberculose active si les résultats de vos tests indiquent que vous avez une infection tuberculeuse latente.

Prévenir la propagation des maladies

Si vous souffrez de tuberculose active, vous devrez vous occuper d'autres personnes afin d'éviter l'infection. Pendant quatre, six ou neuf mois, vous prendrez des médicaments. Tout au long de la procédure, prenez tous les médicaments prescrits comme indiqué.

La bactérie tuberculeuse peut se propager à d'autres personnes au cours des deux à trois premières semaines. Utilisez les précautions suivantes pour assurer la sécurité des personnes :

- Rester à l'intérieur.
- Passez le moins de temps possible avec votre famille et isolez-vous à la maison. Faites une sieste dans une autre pièce.
- Ouvrez les portes pour laisser entrer un peu d'air frais. La bactérie tuberculeuse se propage plus facilement dans de petites zones. Ouvrez les fenêtres si la température extérieure n'est pas trop basse. Utilisez un ventilateur pour évacuer l'air. Utilisez un ventilateur pour aspirer l'air et un autre pour le pousser hors des fenêtres ouvertes.
- Si vous devez interagir avec des gens, mettez un masque. Demandez aux autres membres de la famille de porter des masques pour leur propre protection.
- Chaque fois que vous éternuez ou toussez, couvrez-vous la bouche avec un mouchoir. Une fois le mouchoir souillé placé dans un sac, fermez-le et jetez-le.

Vaccinations

Les bébés qui reçoivent le vaccin bacille Calmette-Guérin (BCG) reçoivent fréquemment cette injection dans les pays où la tuberculose est endémique. Les petits enfants qui sont plus susceptibles de contracter une tuberculose active dans le liquide entourant leur cerveau et leur moelle épinière sont protégés par cela.

Le vaccin pourrait ne pas offrir de protection contre les maladies pulmonaires, plus courantes aux États-Unis. De nombreux nouveaux vaccins contre la tuberculose sont en cours de développement et testés à différentes phases.

Prévention de la grippe (GRIP)

Pour toute personne âgée de six mois ou plus, les Centers for Disease Control and Prevention (CDC) des États-Unis conseillent de se faire vacciner contre la grippe chaque année. Se faire vacciner contre la grippe peut réduire vos risques de tomber malade. Si le virus provoque une maladie grave, le fait de se faire vacciner contre la grippe réduit vos risques d'être hospitalisé. La vaccination contre la grippe réduit également le risque de décès lié à la grippe.

Étant donné que la maladie à coronavirus et la grippe partagent des symptômes similaires, la vaccination contre la grippe est nécessaire. Il est probable que le COVID-19 et le virus se propagent simultanément. La prévention la plus efficace contre les deux est la vaccination.

De plus, vous pouvez fréquemment recevoir les vaccins contre la COVID-19 et contre la grippe en une seule visite si vous planifiez les deux en même temps.

Les quatre virus de la grippe qui devraient être les plus répandus au cours de cette saison grippale sont tous protégés par les vaccins contre la grippe saisonnière de cette année. La vaccination sera proposée cette année sous forme de spray nasal et d'injection. De plus, des vaccins contre la grippe à haute dose seront disponibles pour les personnes âgées de 65 ans et plus.

Le spray nasal est conseillé pour une utilisation dans la tranche d'âge de 2 à 49 ans. Il est déconseillé à certains groupes, notamment :

- ceux qui ont déjà eu une réaction indésirable grave à un vaccin contre la grippe.
- femmes enceintes.
- Enfants de 17 ans ou moins prenant de l'aspirine ou un médicament contenant du salicylate.
- ceux dont le système immunitaire est affaibli, ainsi que ceux qui soutiennent ou sont à proximité de ceux qui le font.

- Enfants ayant reçu un diagnostic d'asthme ou de respiration sifflante au cours des 12 derniers mois, âgés de 2 à 4 ans.
- des personnes qui viennent de recevoir un traitement pour leur maladie avec des médicaments antiviraux.
- les personnes qui, comme dans le cas d'un implant cochléaire, ont actuellement ou pourraient développer une fuite de LCR à l'avenir.

Il est toujours possible de se faire vacciner contre la grippe si vous êtes allergique aux œufs.

Contrôler la propagation de l'infection

Compte tenu des lacunes du vaccin contre la grippe, il est essentiel de prendre davantage de précautions pour empêcher la propagation du virus, notamment :

- **Lavage régulier des mains :** Lavez-vous les mains à l'eau et au savon pendant au moins 20 secondes, en veillant à les laver à nouveau. Utilisez un désinfectant pour les mains à base d'alcool contenant au moins 60 % d'alcool si l'eau et le savon ne sont pas facilement disponibles. Assurez-vous que vos proches et votre compagnie habituelle sont conscients de la nécessité de se laver les mains. Ceci est particulièrement pertinent pour les plus jeunes.

- **Évitez de toucher votre visage :** Vous pouvez empêcher les germes de pénétrer dans votre bouche, votre nez ou vos yeux en gardant vos mains hors de ces régions.
- **Couvrez votre toux et vos éternuements :** Éternuez ou toussez dans votre coude ou dans un mouchoir. Ensuite, lavez-vous les mains.
- **Nettoyer les surfaces :** Gardez les surfaces fréquemment touchées propres pour éviter de transférer le virus sur votre visage lorsque vous touchez une surface infectée puis une autre.

Évitez les foules. Partout où les gens se rassemblent, notamment dans les garderies, les écoles, les entreprises, les auditoriums et les transports en commun, le virus se propage rapidement. Vous pouvez réduire vos risques d'infection en restant à l'écart des foules pendant la saison grippale la plus chargée.

De plus, évitez de côtoyer des personnes malades. Afin de réduire votre risque de transmettre la maladie à d'autres personnes, si vous êtes malade, restez à la maison pendant au moins 24 heures après la disparition de votre fièvre.

Chapitre quatre

Garder vos poumons en bonne santé

Vous ne pensez peut-être pas beaucoup à vos poumons, même s'ils constituent la partie la plus importante de votre système respiratoire et qu'ils sont toujours en mouvement. Au cours des plus de 23 000 respirations que nous prenons chaque jour, les poumons filtrent les déchets de notre sang et le reconstituent en oxygène, élément essentiel à tous les organismes vivants. À mesure que nous vieillissons, notre capacité à respirer diminue, ce qui rend plus difficile cet échange gazeux essentiel. Vous pouvez cependant prendre certaines mesures pour sauvegarder et même augmenter votre capacité pulmonaire.

- **Arrêtez de fumer et évitez la fumée secondaire :** Si vous fumez, arrêter de fumer est l'approche la plus rapide pour développer vos poumons si vous consommez des produits du tabac. Parce que fumer des cigarettes rétrécit les voies respiratoires, la respiration devient plus difficile. Le cancer du poumon et la BPCO, qui comprennent l'emphysème et la bronchite chronique, sont plus fréquents chez les fumeurs de longue date. Cela peut également entraîner un œdème ou une irritation persistante des poumons. L'inhalation de fumée secondaire peut provoquer, entre autres problèmes, des infections respiratoires et des maladies chroniques. Cependant, votre corps commence à réparer les dommages dès que vous arrêtez de fumer, et plus vous vous abstenez de fumer longtemps, plus votre risque de maladie est faible.

- **Restez hydraté et maintenez une bonne hygiène :** Le seul organe de votre corps qui peut contribuer au métabolisme – le processus par lequel les aliments sont convertis en énergie grâce à l'oxygène – sont vos poumons. Votre corps a besoin de nourriture comme carburant. Un seul régime ne suffit pas pour vous apporter tous les nutriments dont vous avez besoin. La consommation d'eau peut contribuer à fluidifier l'accumulation de mucus dans les poumons et les voies respiratoires, facilitant ainsi la respiration. D'un autre côté, la déshydratation entraîne un mucus plus épais et plus collant, ce qui peut rendre la respiration généralement plus difficile et augmenter le risque de maladie ou d'aggravation des allergies.

- **Participez à des exercices réguliers :** Pendant l'exercice, votre cœur et vos poumons doivent travailler plus fort pour pomper plus d'oxygène dans vos muscles. L'exercice fréquent aide vos poumons en plus de renforcer votre cœur. L'essoufflement pendant l'exercice physique s'estompe avec le temps, à mesure que votre corps devient plus habile à déplacer l'oxygène de la circulation sanguine vers les muscles qui travaillent.

- **Planifiez des contrôles réguliers :** Prenez régulièrement rendez-vous avec votre professionnel de la santé, même si vous vous sentez bien. Cela aidera à prévenir la maladie. Cela est particulièrement vrai pour les problèmes pulmonaires, qui peuvent parfois passer inaperçus pendant une période prolongée. Informez votre médecin dès que possible si vous éprouvez des difficultés respiratoires.
- **Évitez l'exposition à la pollution de l'air extérieur** : Il existe encore beaucoup de toxines à l'extérieur qui pourraient être nocives pour votre santé, même si l'air extérieur peut être plus sain que l'air intérieur. Plus de trente pour cent des Américains vivent dans des endroits où l'air extérieur est toxique. La pollution par les particules et l'ozone sont les deux types de pollution les plus

répandus et les plus dangereux. Pour en savoir plus sur les moyens de protéger la santé de votre famille et la qualité de l'air extérieur de votre quartier, consultez notre rapport sur l'état de l'air.

- **Améliorer la qualité de l'air intérieur**: Les produits chimiques ménagers, la moisissure, le radon et la fumée secondaire ne sont que quelques-uns des éléments qui peuvent sérieusement altérer la qualité de l'air intérieur et nuire à vos poumons. La pollution de l'air intérieur présente un risque particulier pour les personnes souffrant de maladies pulmonaires chroniques. La qualité de l'air de votre maison peut être améliorée de plusieurs manières, notamment en époussetant fréquemment, en changeant les filtres à air et en arrêtant de fumer.

- **Pratiquez la respiration profonde :**Les exercices de respiration profonde sont un excellent moyen de renforcer vos poumons et d'améliorer votre capacité à gérer les situations stressantes. Ces exercices de respiration améliorent la capacité et l'endurance des poumons. Ainsi, il peut y avoir une augmentation à la fois de l'inspiration et de l'expiration volontaires de l'air ainsi que de la contraction des muscles inspiratoires.

- **Soyez à jour dans vos vaccinations**: Le moyen le plus efficace de prévenir la propagation de maladies respiratoires infectieuses telles que la pneumonie à pneumocoque, le COVID-19, la grippe et le VRS est la vaccination. Ces maladies se transmettent d'une personne à l'autre. Les vaccins sont particulièrement importants pour les personnes souffrant d'une maladie pulmonaire, car ils peuvent aider à prévenir des maladies graves.
- **Maintenir une bonne hygiène**:Vous pouvez prévenir l'infection en vous lavant régulièrement les mains pendant au moins 20 secondes. Le désinfectant pour les mains est une solution de rechange si l'eau courante n'est pas facilement disponible. Vous pouvez réduire votre risque de tomber malade ou de propager des infections dans des endroits où les taux d'infection sont élevés en portant un masque ou en restant en dehors des situations sociales.

- **Faites-vous dépister pour le cancer du poumon**:Les tomodensitogrammes à faible dose peuvent prévenir les décès par cancer du poumon chez les patients à haut risque en identifiant la maladie avant que les symptômes ne se manifestent. Il n'est pas conseillé à tout le monde de passer le test, alors parlez-en à votre médecin pour voir si vous êtes admissible.

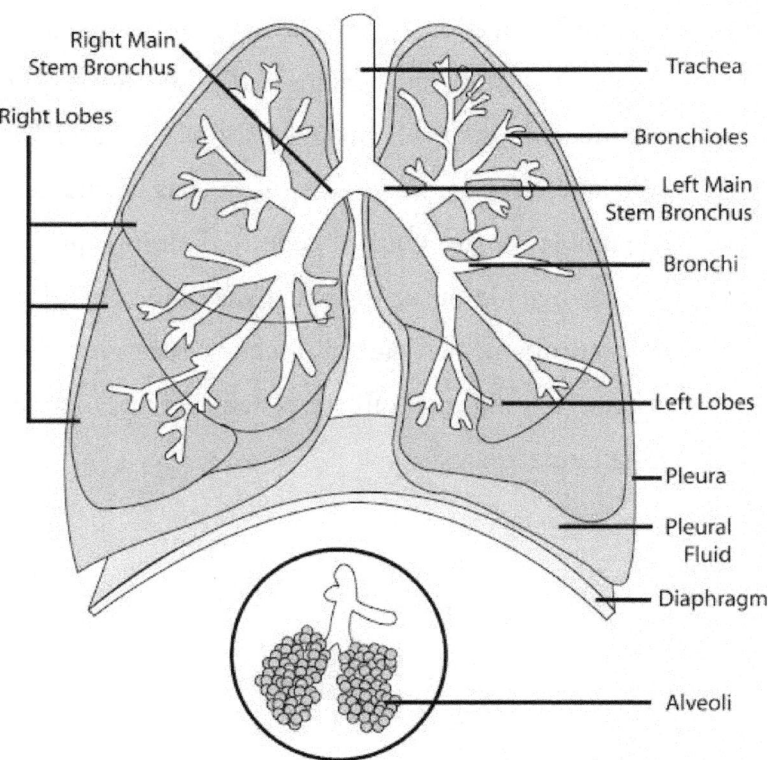

La fin

www.ingramcontent.com/pod-product-compliance
Lightning Source LLC
Chambersburg PA
CBHW050235230526
45470CB00005B/1963